EXPLICATION

DES SYMPTÔMES

DU CHOLÉRA-MORBUS.

EXPLICATION

DES SYMPTÔMES

DU CHOLÉRA=MORBUS,

DES APPARENCES CADAVÉRIQUES, ET DE SES MÉTHODES CURATIVES, PAR DES DONNÉES PHYSIOLOGIQUES.

PAR J.-B. ARRAMBIDE,

DOCTEUR-MÉDECIN.

Traduit de l'espagnol par l'auteur, sur le manuscrit
qu'il a présenté à la censure.

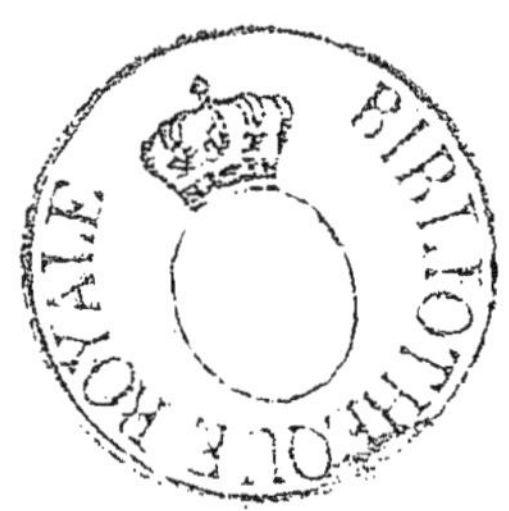

PARIS,

ÉVERAT, IMPRIMEUR, RUE DU CADRAN, N° 16.

1832.

EXPLICATION

DES SYMPTÔMES

DU CHOLÉRA-MORBUS.

On a beaucoup écrit sur le choléra-morbus ; il a été considéré sous tant d'aspects, par des hommes du premier mérite, qu'il semble presque impossible de pouvoir dire quelque chose de nouveau sur cette matière. Mais il faut observer qu'une très-grande partie de ces ouvrages a été publiée lorsque l'Europe se vit menacée par ce fléau, afin de trouver dans les connaissances actuelles un moyen d'arrêter la marche de cette maladie, ou du moins de parer à ses coups. Nous ne nous trouvons plus actuellement dans ce cas-là. Depuis que le choléra est arrivé dans le nord de l'Europe, il a été examiné avec la plus grande attention, et l'on a mis à exécution toutes les idées et les plans qu'on s'était formés d'avance. Néanmoins les médecins ne sont pas encore d'accord ni sur le siége de la maladie, ni sur sa nature, ni sur sa méthode curative. Quoi ! se demande-t-on à soi-même, tant d'observations, tant d'ouvertures cadavériques faites avec le plus grand soin n'ont abouti à rien ? La science n'a rien gagné ? Il se présente ici un champ très-vaste aux investigations et propre à fournir d'amples lumières. C'est pourquoi mon but est d'examiner les phénomènes de cette maladie et les apparences ou résultats cadavériques ; de les comparer aux données physiologiques, et de tâcher ensuite d'en déduire des conséquences qui n'ont pas encore été prévues, ou qui confirment celles qu'on a déjà tirées.

La description d'une maladie faite avec exactitude nous place comme si véritablement nous avions le malade devant les yeux. Nous en possédons un grand nombre qui nous représentent parfaitement bien les symptômes du choléra et les différens états où se trouvent les organes des cadavres.

Voyons avant tout de quelle manière on parvient à connaître une maladie. Prenons, par exemple, un incurable. On examine s'il respire bien, si son pouls est comme en état de santé ; en un mot, on cherche à découvrir premièrement quelle est la fonction de la vie qui se trouve altérée, et ensuite quels sont les organes qui souffrent. On ouvre le cadavre et l'on voit l'estomac perforé, les poumons en suppuration, etc. ; ces lésions ou altérations physiques confirment ou rectifient l'idée que nous nous étions formée de la maladie : on en tire des conséquences pour d'autres cas semblables. Je vais essayer d'en faire autant avec un cholérique.

DESCRIPTION DE LA MALADIE (1).

I.

L'attaque du mal, lorsqu'il est violent, est si subite que l'individu atteint, se trouvant en apparence en état de bonne santé, éprouve une perte de forces aussi rapide que s'il eût

---

(1) Elle est copiée presque littéralement de l'ouvrage intitulé : *Documens relatifs à la maladie appelée choléra spasmodique de l'Inde, qui règne actuellement dans le nord de l'Europe, im-*

été frappé par la foudre, ou qu'il eût ressenti l'effet d'un poison; la figure est cadavérique et d'un aspect particulier; la peau donne au toucher la sensation de fraîcheur qu'une grenouille produirait à la main; le pouls disparaît entièrement; tout le corps devient froid comme du marbre et d'une couleur plombée ou livide, en commençant par les extrémités. On ressent une anxiété extrême au creux de l'estomac, de l'oppression à la poitrine, difficulté extraordinaire de respirer, sans que pourtant il y ait presque d'altération dans les mouvemens mécaniques du thorax; il y a suppression complète d'urine, de salive et de mucosités; intégrité des facultés intellectuelles jusqu'au dernier moment.

Dans cette attaque on voit la circulation du sang, son élaboration, la chaleur de tout le corps et la respiration altérées. Tout le monde sait que la cessation d'une seule de ces fonctions cause la mort en peu de temps. Quant aux organes, les poumons, le cœur, les artères, en un mot tous à la fois se trouvent affaiblis, sans vigueur, sans chaleur, finalement sans vie. Il est cependant impossible d'en deviner la cause, ni quel peut être le genre de lésion qu'ils éprouvent; il faut donc les chercher dans les cadavres. Mais pour comprendre les altérations de ces fonctions, il est indispensable avant tout que nous nous fassions une idée de leur mécanisme et de leur mouvement en état de santé.

Le cœur est le centre de la circulation. De toutes les parties du corps le sang se porte vers cet organe, d'où il revient

---

primé par ordre des lords du conseil privé de S. M. B., traduit en espagnol avec des notes et un appendice, par le docteur Mathieu Sesane, dans l'imprimerie royale de Madrid, 1831, parce qu'il est un des meilleurs et le plus connu en Espagne.

ensuite à toutes ces parties, de manière qu'il forme dans son cours une espèce de 8. Il passe à chaque tour deux fois par le cœur, sans se mêler, parce que celui-ci a deux cavités indépendantes l'une de l'autre. Il est obligé, dans sa marche, de traverser trois espèces de filtres dont l'un est placé aux poumons, un autre au foie, et le troisième, le plus grand de tous, dans la totalité du corps, c'est-à-dire dans les os et les masses charnues. Il sort de toutes ces parties par gouttes et va se réunir au cœur, comme les ruisseaux des versans d'une montagne qui viennent aboutir à une rivière ; avec la différence cependant que le sang, devant passer par les cavités de la poitrine et du ventre, marche enfermé dans de petits conduits qu'on appelle veines, dont le calibre s'agrandit au fur et à mesure qu'ils s'approchent du centre.

Comme le sang a servi d'aliment aux différentes parties du corps, il se trouve en moindre quantité, plus noir, plus froid, en un mot privé en partie de ses propriétés vivifiantes. Pour réparer ses pertes, il reçoit dans son trajet le chyle, qui est le produit de la digestion, et en outre un liquide que de petits vaisseaux appelés lymphatiques ont sucé à l'extérieur et à l'intérieur du corps ; et il devient encore plus impur par cette augmentation.

Le cœur le pousse ensuite vers les poumons. Là il se purifie, et tout en passant par ce filtre, l'air lui communique une couleur plus rouge, absolument comme il arrive à du sang provenant d'une saignée et mis en contact avec un peu d'oxygène. Il ne faut cependant pas oublier que ce changement de couleur est une opération purement chimique, tandis que dans les poumons le sang éprouve, outre cette opération, une élaboration particulière : il cuit, il augmente en température et acquiert de la vie, car dès ce moment il est *chair coulante.*

Le sang arrive de nouveau au cœur, et celui-ci l'envoie à toutes les parties du corps ; de manière que le cœur agit comme une machine qui peut être comparée à une pompe à double pression, dont les effets ont lieu en sens opposés. Mais cette machine ne se meut, ni n'agit d'elle-même ; elle a besoin d'un moteur. Eh bien ! ce moteur, cet agent, ce sont les nerfs. Tous les instrumens ou organes en reçoivent la force nécessaire, tant pour leur nutrition que pour l'accomplissement des offices dont ils sont chargés. Il est donc indispensable que nous ayons aussi une idée des nerfs.

Figurons-nous deux grands foyers, deux flammes sous la forme de deux araignées, situées l'une dans l'intérieur de la tête, et l'autre dans le ventre, et mises en communication uniquement par quelques-unes de leurs pattes : voilà les nerfs.

Le foyer de la tête, par l'intermédiaire des pattes, dont la plupart passent par le canal vertébral, envoie la force à tous les organes qui font des mouvemens quand nous voulons. L'exercice des facultés intellectuelles est aussi sous sa dépendance. L'autre foyer en fait autant avec ceux qui exécutent des mouvemens qui ne dépendent pas de notre volonté ; tels sont les contractions du cœur, etc. Tout ceci peut être comparé à des tubes qui, partant de deux différens dépôts de gaz pour l'éclairage et étant mis en communication par quelques petits tuyaux, iraient les uns maintenir la flamme de mille becs, et les autres mettre en mouvement un grand nombre de petites roues ou de petits moulins à vent par l'impulsion que le gaz leur imprimerait en sortant de l'extrémité des tubes.

Les nerfs sont à la force vitale ce que les artères sont au sang *hématosé* ou élaboré. Une fois l'étincelle de la vie communiquée, figurons-nous voir brûler pendant un certain laps de temps deux flammes, indépendantes jusqu'à certain point, qui mettent en mouvement une foule d'instrumens, qui s'alimentent dans le fœtus par le placenta, et dans l'adulte par les poumons : voilà la vie de l'homme. Leur formation, leur accroissement, leur décroissement, leurs relations mutuelles, leurs relations avec les différens instrumens qui en dépendent ; *et vice versâ :* voilà sa physiologie.

APPARENCES CADAVÉRIQUES.

Le foie, la vésicule du fiel et les vaisseaux sanguins, qui passent à la veine-cave inférieure, se trouvent constamment dilatés, remplis et gorgés de sang noir. Il en arrive autant à la veine-cave supérieure près du cœur, aux ventricules de cet organe et même à l'aorte ; on voit aussi du sang noir aux poumons. L'estomac et les intestins se trouvent flasques, mous, faibles ; leurs membranes pâles et privées de sang ; point de bile nulle part : l'état des autres organes n'offre rien de particulier.

Il faut maintenant examiner ces apparences cadavériques, et voir si l'on y trouve des preuves matérielles ou physiques qui puissent nous fournir quelque lumière sur l'altération des fonctions dont on vient de parler. 1° Le sang noir des veines caves paraît un effet plutôt que la cause qui ait pu arrêter la circulation ; 2° le gonflement du foie nous en donnerait une explication satisfaisante s'il était inflammatoire, mais tout me porte à croire qu'il ne l'est pas : la preuve en est l'aspect soit extérieur soit intérieur de cet organe, ensuite c'est qu'en général une inflammation met du temps à se former et à disparaître, et comme il y a des exemples de cholériques moribonds guéris en deux ou trois heures, on est porté à regarder cet empâtement du foie comme *passif*, et produit par la dilatation que le sang a fait éprouver à ses vaisseaux sanguins ; par conséquent il ne suffit pas seul pour expliquer l'altération des fonctions. Au reste, cette question sera entièrement éclaircie plus loin. 3° L'état flasque de l'estomac et des intestins est bien loin de nous satisfaire ni sur le siége, ni sur la nature du mal. La pâleur de leurs parois est plutôt une couleur naturelle que morbide. On ne trouve rien dans le reste du corps à quói l'on puisse attribuer la mort ; de manière que l'examen des cadavres semble n'avoir servi ni à confirmer, ni à rectifier l'idée qu'on a pu se former de la maladie.

Puisqu'on n'aperçoit rien dans les instrumens ou organes, il faut examiner avec attention le moteur de toute la machine, c'est-à-dire les nerfs. Ces conducteurs de la vie ne présentent pas non plus de lésion matérielle ou physique du moins apparente ; et il est même certain qu'il n'y en a point ; car si c'était par exemple une solution de continuité, comme une plaie qui se pratique avec la lancette, lorsqu'on fait une saignée, ou quelque chose de semblable, cette lésion ne pourrait pas guérir dans l'espace de deux ou trois heures, temps suffisant néanmoins pour le rétablissement de plusieurs malades, ainsi qu'il a été dit plus haut. Ce ne peut être non plus une inflammation, puisque, comme nous venons de le dire, elle tarde assez de temps à se développer et à disparaître, et il y a des malades qui guérissent très-promptement.

La force vitale et les nerfs ont été comparés à deux dépôts de gaz qui seraient conduit par des tuyaux. Serait-il possible qu'il fût arrivé aux nerfs comme à des conduits qui auraient été aplatis, obstrués, en un mot rendus incapables de transmettre le gaz aux becs des lanternes ? Cela ne paraît pas probable, parce que la même réflexion se présente toujours ;

comment des cholériques moribonds pourraient-ils se rétablir en quelques heures? Au surplus cette hypothèse ne pourrait pas expliquer tous les phénomènes de la maladie. Les foyers se seraient-ils épuisés? cela n'est pas non plus admissible. Mais voici comment on peut expliquer tout ce qui arrive dans le choléra.

Supposons (1) que la cause du choléra, quelle qu'elle soit, agit comme si quelqu'un posait matériellement un éteignoir sur le foyer du ventre. Qu'en arriverait-il? Le cœur, cette pompe à double pression, ne recevant presque pas de force, pousse à peine le sang vers les poumons, qui par la même raison n'exécutent pas son élaboration; celui-ci perd sa chaleur, s'arrête dans son cours et principalement dans les filtres. On trouve ici la clef de toutes les difficultés : on peut maintenant expliquer très-bien l'altération des fonctions et tous les symptômes du choléra; on se rend raison du froid général du corps par l'abaissement de température du sang, par sa stagnation dans le grand filtre; de la couleur plus ou moins livide de la peau, de l'état particulier des traits de la face et de son aspect hideux, par la stagnation sanguine et le défaut de force vitale dans ces parties; de l'absence du pouls et de la difficulté de respirer par le défaut de circulation; de la suppression totale d'urine, de salive et de mucosités, par le défaut de sang et de vigueur.

L'état de pâleur et de flaccidité de l'estomac et des intestins

------

(1) Cette supposition n'est pas imaginaire; elle représente au fond une chose réelle, quoique nous n'en connaissions pas la nature, et l'on ne peut parvenir à la connaissance de cette première cause que par l'observation des faits; par conséquent cette manière de raisonner n'en est pas moins expérimentale.

viennent confirmer l'affaiblissement de ces organes, et prouvent qu'il faut en chercher ailleurs la cause. Le gonflement du foie, sans être inflammatoire, explique le défaut de bile dans ces derniers organes, et l'obstacle physique qu'il a opposé au sang pour continuer son mouvement : ainsi le foie se trouve dans le même cas qu'une main trop gonflée dont on ne pourrait pas remuer les doigts; voilà aussi pourquoi les veines caves sont constamment pleines de sang noir. En résumé, on explique parfaitement bien comment la vie diminue et finit par s'éteindre suivant que la cause du choléra pose l'éteignoir avec plus ou moins de précipitation.

Puisque jusqu'à présent on n'a pu parvenir à donner raison des symptômes et des apparences cadavériques, il ne doit pas y avoir d'inconvénient à admettre comme une réalité la supposition d'où l'on est parti; et on pourra l'appeler *période d'extinction.*

Mais quel est le foyer qui a éprouvé l'altération dont il vient d'être parlé? l'ont-ils souffert tous les deux? On voit que l'intégrité des facultés intellectuelles se conserve jusqu'au dernier moment; que le mouvement mécanique de la poitrine n'est pas altéré sensiblement, malgré l'extrême difficulté de respirer. Comme l'exercice de ces fonctions dépend principalement du foyer de la tête, il semble qu'on est autorisé à croire que celui-ci n'est pas encore atteint. On voit au contraire affaiblis, sans mouvement et sans vie, tous les organes qui dépendent de l'autre foyer : donc la cause du choléra agit premièrement sur le foyer du ventre, c'est-à-dire, sur le système nerveux ganglionnaire ou *tri-splanchnique.* Cela explique pourquoi principalement le cerveau et ensuite le cœur meurent les derniers.

II.

Lorsque le malade ne meurt pas dans *l'attaque violente qui a été décrite, il offre les symptômes suivans : selles et vomissemens d'un liquide clair ou verdâtre, lancés avec violence ; crampes et spasmes extrêmes dans les membres qui commencent par les extrémités ; arrivent jusqu'aux muscles abdominaux et dégénèrent quelquefois en convulsions et en rigidité tétanique ; sensation de douleur et d'angoisse insupportable au creux de l'estomac et au ventre ; sentiment de constriction à la région du cœur, à la poitrine, et difficulté de respirer. Du reste, on observe la même altération dans le pouls, le même froid général dans tout le corps, le même état de faiblesse ou manque d'action dans les autres organes que ceux de la période antérieure. La peau conserve toujours la même couleur plombée ou livide, la face le même aspect cadavérique ; il y a toujours suppression totale d'urine, de salive et de mucosités.*

Dans ce cas on trouve aussi plusieurs fonctions altérées, mais avec des symptômes entièrement opposés les uns aux autres. En effet, d'un côté il y a immobilité, presque paralysation de tout le corps ; de l'autre, des vomissemens et des déjections poussés avec violence, des crampes, des vomissemens spasmodiques et des convulsions d'une telle force, que souvent on a besoin de plusieurs hommes pour tenir le malade. Néanmoins nous trouvons, comme dans le cas précédent, la circulation, la chaleur et la respiration sur le point de disparaître ; en sorte qu'il y a excès de vie dans certaines parties du corps et que la mort plane sur les autres.

APPARENCES CADAVÉRIQUES.

Les veines caves et le foie sont pleins de sang noir , on en trouve aussi dans les poumons et dans la vésicule du fiel ; celle-ci est quelquefois remplie de bile , mais elle manque dans le tube digestif, quoique le canal cystique soit plus dilaté, plus flasque et plus mou que dans l'état ordinaire, et on ne voit pas même de traces qu'il en ait passé récemment par ce conduit. L'estomac et les intestins contiennent en assez grande abondance du même fluide qui a été vomi et rendu par en bas, et ils sont dans un tel état de contraction, que le colon principalement a quelquefois moins de diamètre que le duodénum ; la vessie est vide et contractée : les membranes muqueuses de tous ces organes sont pâles.

On interroge les cadavres , et on se trouve avec la même absence de preuves matérielles de lésions physiques : les dépouilles mortelles paraissent entièrement muettes pour la science. Nonobstant, il faut examiner si, avec le flambeau du raisonnement à la main , il est possible d'y trouver quelques preuves à l'appui de ce qui vient d'être dit.

On a vu que le centre nerveux du ventre a été attaqué le premier, et comme si quelqu'un posait matériellement sur lui un éteignoir avec plus ou moins de précipitation. Pour donner encore mieux à comprendre mon idée, plaçons , au lieu d'un foyer, un ressort opprimé par un poids. Maintenant ôtons tout à coup au ressort son poids, ou l'éteignoir au foyer, et voyons ce qui en résulte : 1° la force que ce ressort ou ce foyer envoyait à toutes les roues et les leviers qui en dépendent est extraordinairement augmentée ; 2° les roues et les instrumens qui ne sont pas retenus par quelque autre cause exécutent leur mouvement avec plus de rapidité; 3° le ressort libre de son poids, et abandonné à sa propre élasticité, produit des mouvemens irréguliers par ses balancemens ; c'est pourquoi il envoie tantôt plus, tantôt moins de force, et les instrumens qui en dépendent exécutent à leur tour des mouvemens irréguliers ; 4° ceux qui sont retenus d'un autre côté se trouvent comme forcés, et leurs cordes tendues ; 5° les roues et les leviers tendent toujours à imprimer leur mouvement aux autres ressorts de la machine.

Faisons-en l'application au malade constitué dans la seconde période :

1° Le centre nerveux se relève, réagit et envoie plus de force à tous les organes qui en dépendent ;

2° L'estomac, les intestins et le pancréas augmentent leur activité et fournissent le fluide clair qui sort par les vomissemens et par les selles ;

3° Les crampes, les convulsions et même les vomissemens, prouvent l'augmentation de force, que le foyer leur envoie par saccade ;

4° Puisque le mouvement de quelques organes est augmenté, il semble qu'il devrait en arriver autant aux autres. Nous voyons cependant le contraire ; cherchons donc la raison de ces faits si contradictoires. Le foie, que nous avons comparé à un filtre, est un organe gros et mou, à la manière d'une éponge un peu dure, par où doit passer presque tout le sang qui va de l'abdomen au centre de la circulation. Les organes abdominaux sont pour le foie ce qu'est le cœur par rapport aux poumons, avec la différence pourtant que celui-ci pousse le sang avec force et les autres avec peu d'énergie. Ce liquide est aidé à traverser le filtre des poumons par les mouvemens de la poitrine et du diaphragme ; mais au foie il est abandonné presque aux seuls efforts de cet instrument. Nous avons vu dans la période antérieure qu'il était gonflé, ce gonflement, cette plénitude , augmentent encore par les fortes contractions des organes abdominaux, qui lui envoient avec plus de force le peu de sang qui leur reste. Dès lors il se trouve encore plus dans l'impossibilité d'exercer ses fonctions, comme il arrive, ainsi qu'il a déjà été dit, à une main enflée. Voilà pourquoi la circulation ne se rétablit pas , que la chaleur se perd toujours , que la même difficulté de respirer continue , qu'on observe à la peau la même couleur plombée ou livide, que les reins et les glandes salivaires ne sécrètent pas non plus d'urine ni de salive , ni de mucosités. Les angoisses et les douleurs du ventre et du creux de l'estomac s'expliquent par l'augmentation d'action nerveuse dans certains organes , et la résistance d'*inertie* de la part des autres.

Maintenant nous allons voir que les apparences cadavériques qui semblaient ne rien dire, confirment entièrement le jugement que j'ai porté sur la nature de la maladie. L'estomac et les intestins contiennent de la même espèce de liquide qui a été rendu par les vomissemens et par les selles. On ne peut lui assigner une source différente dans un cas que dans l'autre, et cette source est la force nerveuse du tube digestif.

Le gonflement du foie prouve son obstruction ; celle-ci indique le défaut de vigueur de cet organe; et ce défaut de vigueur empêche la formation de la bile, d'où résulte son absence dans le tube digestif, malgré la dilatation du canal cystique, et les efforts du malade pour vomir. Il suit de là que la circulation s'arrête et que les veines caves sont pleines de sang noir, car chez un homme mort d'un érysipèle ou d'une autre phlegmasie bien caractérisée , on trouve toujours une couleur plus rouge, une augmentation de volume, une obstruction ou enfin quelque autre lésion physique bien marquée. On ne trouve rien de semblable, dans aucun organe, chez un cholérique de la seconde période; donc il n'y a pas eu encore d'inflammation.

5° Il reste maintenant à expliquer comment la réaction nerveuse ayant commencé au foyer du ventre, a pu se communiquer à celui de la tête, et dans ce cas pourquoi cette réaction se fait sentir plutôt dans les membres que dans les organes du cerveau?

Il convient de rappeler que les deux foyers comparés à deux araignées se communiquent par quelques-unes de leurs pattes; la plupart de celles de la tête passent par la cavité de l'épine du dos, et vont se distribuer aux membres et autres organes qui obéissent à notre volonté. Le foyer du ventre augmente, il envoie plus de force par toutes ses pattes; la force vitale ne pouvant passer vers la tête, parce qu'elle en est repoussée par le courant plus fort qui en descend, cette force, dis-je, va à la moelle épinière (intermédiaire principal de communication entre les deux foyers), d'où elle se dirige aux muscles des membres et produit des crampes, des spasmes : supposons une plus grande augmentation de cette force, voilà des convulsions et la rigidité tétanique; augmentons-la encore de manière à ce qu'elle arrive au cerveau, voilà des attaques épileptiques. De cette manière il est facile d'expliquer tous les mouvemens désordonnés qu'on observe dans cette période jusqu'à ce qu'enfin les foyers s'épuisent.

III.

Chez ceux qui ont survécu aux deux attaques qui ont été décrites, on observe les symptômes suivans : *chaleur brûlante à l'épigastre, qui devient sensible à la pression; froid extérieur, puis le pouls se relève, se refait, la peau devient*

*sèche et chaude; il y a soif; les vomissemens diminuent gé-
néralement, l'urine reparaît mais en petite quantité encore.
Lorsque le mal s'aggrave, la langue devient sale et se couvre
de saburre, la bouche se sèche, des affections du cerveau et
d'autres organes s'agrègent à cela. La maladie arrivée à
certain degré d'intensité, la langue devient âpre, brune, obscure ou noire : les dents et les lèvres se couvrent d'un enduit
fuligineux, le pouls est très-fréquent, faible et tremblotant;
il y a hoquet, respiration entre-coupée, profonds gémisse-
mens, selles d'une couleur obscure et semblable à la poix
fondue, prostration, indifférence pour ce qui l'entoure et
mort.*

On trouve ici plusieurs fonctions altérées et plusieurs organes souffrans.

En effet, le froid a disparu, mais la chaleur est trop forte;
le sang n'est plus en stagnation, mais son mouvement est
trop rapide; l'oppression n'existe plus, mais la respiration
est agitée et n'est pas entièrement libre; la sensation d'angoisse et la douleur pénible au creux de l'estomac sont rem-
placées par une chaleur brûlante dans la même région; l'u-
rine n'a fait que reparaître; l'estomac, les intestins et plusieurs
autres organes paraissent en état de souffrance; les facultés
intellectuelles commencent à se troubler; finalement on observe un *mode particulier* dans cet état catarrhal ou inflammatoire, dû à l'impression que la cause du choléra a produite
sur le foyer du ventre. Il faut voir à présent le résultat des
autopsies.

Apparences cadavériques : *Les vaisseaux sanguins de l'estomac et des intestins se trouvent pleins de sang, et présentent une surface d'une couleur plus ou moins obscure, et qui*

a quelquefois l'aspect d'un sphacèle ou gangrène dont on peut cependant la distinguer par l'état ferme du tissu et l'apparence de congestion vasculaire qu'on découvre en regardant la lumière à travers l'estomac ; il y a épanchement séreux dans les ventricules du cerveau, dont les vaisseaux sont gorgés de sang; enfin on observe plusieurs résultats d'inflammation non équivoque dans différens organes splanchniques.

L'on trouve effectivement dans les cadavres un grand nombre de lésions physiques, il faut examiner si elles s'accordent ou non avec les symptômes de la maladie.

Lorsque la consommation des forces n'a pas été trop grande ou trop rapide, et que l'obstacle du foie a pu être vaincu, le sang se met en mouvement ; dès ce moment, toutes les fonctions peuvent s'exécuter avec plus ou moins de facilité et de régularité. C'est par une amélioration subite de cette espèce, qu'on a cru, dans les premiers jours de traitement, que des malades étaient presque ou tout-à-fait rétablis, lorsque réellement ils ne l'étaient pas : le feu couvait sous la cendre sans qu'on s'en doutât, et l'on vit bientôt l'incendie se manifester. Mais lorsqu'on n'obtient pas de suite le rétablissement complet de la santé, voici ce qui arrive : Dans le canal digestif dont la force et le mouvement se trouvent augmentés, il se forme un travail particulier, une nutrition morbide, en un mot une inflammation; voilà l'origine des gastro-entérites, c'est-à-dire des phlegmasies de ces organes plus ou moins étendues, plus ou moins caractérisées.

La propriété de ce jeune foyer est de croître à la manière d'une plante, en jetant des racines et en se nourrisant des sucs qui l'entourent. Alors le sang se précipite vers ce point, qui s'échauffe, acquiert de la rougeur et se gonfle; c'est ce qui produit le froid extérieur du corps, tandis qu'on a chaud intérieurement. Dès que le mouvement du sang est activé, celui-ci doit traverser plus souvent, pendant un temps déterminé, les poumons où il acquiert plus de vie. Arrivé au cœur, il est poussé par celui-ci avec plus de violence vers toutes les parties du corps, et principalement à la peau, qui à son tour se réchauffe : voilà l'explication de la chaleur et de la fièvre occasionées par un foyer inflammatoire. Au fur et à mesure que celui-ci croît, il communique sa force et son mouvement aux organes avec lesquels il est en relation. L'action de ces organes n'est d'abord qu'augmentée ; mais arrivé ensuite à certain degré, et avec certaines circonstances, il s'y forme une autre inflammation, et ainsi de suite. On explique par ce moyen l'épanchement de sérosité des ventricules, l'injection des vaisseaux sanguins, les inflammations par sympathie du cerveau et des autres organes.

Mais il arrive quelquefois que le dégorgement du foie ne se fait pas complétement, que son tissu, ayant été trop dilaté par le sang, a perdu de sa vigueur, de la même manière qu'un ressort trop tendu perd de son élasticité. Nous avons vu en outre que le foyer du ventre se trouve aussi dans ce dernier cas par l'impression comprimante que la cause du choléra lui a fait éprouver. Alors le sang circule à la vérité, mais seulement en partie ; il ne reçoit plus dans les poumons les mêmes vertus vivifiantes qu'auparavant ; il reste noir, impur ou peu élaboré, et il pénètre ainsi avec ses mauvaises qualités dans toutes les parties du corps. De là provient la mauvaise composition *chimico-vitale* des solides, et l'altération des humeurs ; la couleur obscure, brune ou noire qu'on observe quelquefois dans le tube digestif et sur d'autres points plus ou moins étendus, sains, injectés ou enflammés. On doit expliquer de même les selles obscures, comme de la poix.

fondue. Ce qui vient d'être dit fait voir la nécessité de distinguer plus d'une espèce d'inflammation, et de considérer le typhus et autres maladies consécutives, comme les effets de la première attaque du choléra.

De la manière dont j'ai envisagé le choléra, ses symptômes et les apparences cadavériques se trouvent parfaitement expliqués. Il faut voir actuellement si ce principe peut donner raison des différentes méthodes curatives employées avec succès dans le traitement de cette maladie.

Dans la *période d'extinction,* nous avons vu que la circulation, la respiration, l'élaboration du sang, *et la chaleur générale du corps,* étaient altérées par suite de l'état d'étouffement ou de compression où se trouve le centre nerveux ou foyer du ventre. Les indications curatives qui en découlent sont : 1° de rétablir la circulation, dont les plus grandes difficultés à vaincre sont les filtres; 2° de réchauffer le malade; 3° de favoriser la respiration et l'élaboration du sang; 4° d'exciter, réanimer la force nerveuse, c'est-à-dire d'ôter l'éteignoir au foyer, le poids au ressort.

Première indication. Les frottemens, les frictions et le massage contribuent physiquement à pousser vers le cœur une partie du sang arrêtée dans le grand filtre; mais comme il est impossible d'agir ainsi avec les mains pour exprimer les deux autres filtres et les gros vaisseaux sanguins intermédiaires, il faut y suppléer par l'application des sangsues ou des ventouses scarifiées vers la région du foie. On peut actuellement concevoir les succès plus ou moins grands obtenus dans le choléra par les moyens qu'on vient d'indiquer. On conçoit de même pourquoi les malades se trouvent quelquefois très-mal d'une petite saignée, et sont soulagés par une grande ; c'est que dans le premier cas le sang se trouvant arrêté dans les filtres, et principalement dans le foie, la saignée diminue la petite quantité de ce liquide, qui va au cœur, tandis que dans le second le sang est mis en mouvement par une espèce de vide qu'on fait dans les veines.

2ᵉ *indication.* Des sachets de sable ou de cendre, des bouteilles d'eau chaude, des bains chauds, des bains de vapeur, des bains de chaleur sèche, en un mot, tous les moyens propres à communiquer aux malades la chaleur perdue, conviennent dans ce cas ; cependant ces moyens ne peuvent qu'aider l'effet des autres remèdes : voilà pourquoi isolément on n'en obtient dans le choléra qu'un soulagement momentané.

3ᵉ *indication.* L'oxygène de l'air sert dans les poumons à l'élaboration du sang. Voilà en partie l'explication des bons effets que ce gaz a produits chez plusieurs cholériques. Quant à la respiration, on ne peut rien faire directement.

4ᵉ *indication.* C'est la plus essentielle de toutes. Les frictions sèches ou avec des substances irritantes, les sinapismes, les vésicatoires, les moxas, et enfin tous les stimulans externes, excitent à la vérité le système nerveux ; mais leur action n'est pas bien grande dans la période dont il est question. Les stimulans internes ont plus d'activité ; l'oxygène est le premier de tous, autant par son action stimulante particulière que par l'étendue de la surface qui est mise en contact avec lui. Voilà la principale raison de ses succès. Viennent après l'ammoniaque, les éthers, les esprits, etc., qui agissent sur la membrane muqueuse naso-pulmonale, et d'autres substances qu'on introduit dans le tube digestif, soit par la bouche, soit en lavemens ; mais, quoique tous ces médicamens stimulent fortement les nerfs, ils ne peuvent pour la plupart produire le dégorgement du foie, qui se trouve dilaté par la stagnation du sang noir.

Cependant il y a deux espèces de médicamens qui méritent une attention particulière, parce qu'ils paraissent jouir de la double propriété de stimuler les nerfs et de vaincre l'obstacle hépatique ; ce sont les vomitifs et quelques purgatifs.

Vomitifs. Pour connaître la manière d'agir de ces substances il faut examiner ce qui se passe chez un individu qui prend un vomitif. Les muscles de la poitrine, du ventre et le diaphragme se contractent, et l'on voit rendre une portion de liquide où l'on reconnaît, outre les alimens qu'il peut contenir, 1° un fluide clair plus ou moins abondant ; 2° de la bile, quelquefois en quantité. Le premier ne peut être produit que par l'estomac, les intestins supérieurs et le pancréas, dont la sécrétion est augmentée, parce que leur force vitale l'était déjà. La bile se forme dans le foie, passe au duodénum, et delà à l'estomac, pour être lancée ensuite au-dehors par la bouche ; les seules secousses de la poitrine et du ventre n'ont pu causer ces effets ; car on voit, par exemple, chez les personnes attaquées du choléra, des efforts et des vomissemens extraordinaires sans qu'elles rendent de bile ; il est nécessaire cependant de connaître comment cette sécrétion a lieu. Pour s'en faire une idée, il suffit d'observer que l'aspect seul ou la saveur d'un mets délicat fait augmenter la sécrétion de la salive, que la présence des alimens dans le tube digestif en fait autant avec la bile ; et cela ne peut avoir lieu sans que les petits organes qui produisent la salive et la bile éprouvent une augmentation de force et de mouvement ; or il est possible de concevoir ce même effet dans le foie par la vertu des vomitifs : et alors l'explication des cures obtenues par leur moyen devient extrêmement simple. Dès que le vomitif est introduit dans l'estomac, l'action des petits organes hépatiques qui forment la bile est augmentée, la sécrétion de la bile commence à avoir lieu, et le gonflement diminue en proportion : la circulation, et par suite la respiration et l'élaboration du sang, se rétablissent. La quantité de sang qu'on trouve dans le foie explique l'abondance des évacuations bilieuses qu'on obtient dans le choléra, et l'abondance de la bile prouve en partie que que le sang de l'abdomen sert à sa formation. Cette explication sur des cures obtenues par les vomitifs se trouve corroborée par la disposition anatomique et les fonctions physiologiques de quelques nerfs. Le petit sympathique est une des pattes de l'araignée de la tête. Cette patte, dont l'extrémité peut être considérée comme divisée en cinq parties ou doigts, part de la nuque, et va se communiquer avec le foyer du ventre, s'appuyant pour ainsi dire avec un doigt aux poumons, avec le second au cœur, avec le troisième au foie, avec le quatrième à l'estomac, et enfin avec le cinquième au premier intestin appelé *duodénum*. Il a été dit plus haut que le foyer du ventre est sur le point de s'étendre; on introduit le vomitif dans l'estomac, et le *grand courant-électro-vital* se rétablit entre les deux foyers par l'intermédiaire du nerf petit sympathique. Dès lors l'action des petits organes du foie est augmentée, leurs mouvemens sont activés, la sécrétion de la bile a lieu, le gonflement hépatique diminue, la circulation se rétablit, la respiration est facilitée, l'oppression diminue, la couleur plus ou moins livide disparaît, le cœur et les poumons participent de la commotion, le sang chaud pénétrant partout ranime la physionomie, et les traits reprennent leur expression de vie. C'est donc pourquoi la commotion se fait sentir dans tous les organes qui reçoivent des ramifications du petit et du grand sympathique. Cela explique les grands effets que le célèbre Pinel et d'autres observateurs judicieux avaient remarqués dans les vomitifs, sans avoir pu s'en rendre raison, et qu'ils exprimaient par *donner une secousse à toute la machine.*

Cela explique aussi les bons effets des émétiques dans quelques affections de la poitrine. Il faut donc en conclure que ces substances excitent les nerfs d'une manière particulière, qu'ils désobstruent le foie, et sont par conséquent les médicamens les plus efficaces dans cette période du choléra.

Purgatifs. Leur effet est de produire des selles plus ou moins abondantes, composés, outre les excrémens, 1º d'un liquide clair ou blanchâtre; 2º de bile. Le liquide est, comme dans les vomitifs, une augmentation de la sécrétion produite par le pancréas et par la surface intérieure des voies digestives. La bile ne peut provenir que du foie. Il est donc clair que l'action de *quelques purgatifs* arrive jusqu'à cet organe; car tous n'agissent pas de la même façon, ni sur un même point du canal digestif. C'est pourquoi, comme l'ipécacuanha est employé avec succès pour arrêter quelques diarrhées, et le tartre stibié délayé pour avoir des évacuations des gros intestins, de même certains purgatifs agissent principalement sur les intestins supérieurs et d'autres sur les inférieurs; les uns paraissent destinés à exciter uniquement les follicules, et d'autres au contraire toute l'épaisseur des intestins. Ceci est si vrai, que pendant des siècles la médecine a été réduite pour ainsi dire à la composition et au choix de tel ou tel autre *évacuant*. A la vérité dans ce temps-là on n'était occupé que de l'extravagante et ridicule idée de mettre dehors quelques-unes d'un million d'humeurs qu'on se figurait s'être formées dans le corps comme dans un matras chimique ou dans un fumier; mais on n'en observait pas moins très-souvent des effets différens suivant les substances dont on s'était servi. Et même à présent, quel est le médecin qui ordonnera toujours indistinctement les résines ou les sels purgatifs? Maintenant on peut donner une explication simple des cures que certains purgatifs ont produites dans le choléra. Supposons une de ces substances qui agissent sur les intestins supérieurs introduite dans le duodénum ; elle rétablit par l'intermédiaire du nerf petit sympathique *le grand courant électro-vital* qui existe entre les deux foyers, et par suite la circulation, et toutes les fonctions reprennent leur cours.

Cette manière de considérer les effets des médicamens sur les centres nerveux par l'intermédiaire de telle ou telle autre branche nerveuse, loin d'être absurde ou choquante, est au contraire le seul moyen qui puisse nous donner une idée de la vertu spéciale de la noix vomique sur la moelle épinière, de la belladone sur la pupille, de la digitale sur le cœur et les reins, de l'opium sur le cerveau, du quinquina dans les fièvres intermittentes, etc. Au reste, que sont tous les ganglions nerveux, si ce n'est de *petits appareils électro-vitaux ?* C'est ainsi qu'on peut expliquer toutes les sensations extraordinaires du ventre, et les étincelles électriques douloureuses que beaucoup de malades sentent dans ces régions. En dirigeant nos travaux sous ce point de vue, on pourra peut-être parvenir à avoir quelque notion sur la cause du choléra. En envisageant ainsi la science, on voit la nécessité d'admettre la *sensibilité* et la *contractilité* de Bichat, mais dans un sens moins vague et plus secondaire. L'on voit de même l'insuffisance d'une seule de ses propriétés appelées vitales, comme l'a fait M. Broussais.

Il résulte de tout ce qui vient d'être dit, que certains purgatifs stimulent les nerfs d'une manière particulière, et qu'ils peuvent désobstruer le foie, mais que leur efficacité ne vient qu'après celle des vomitifs.

Dans la période de spasme, d'un côté la circulation, la chaleur, la respiration se trouvent sur le point de disparaître, et de l'autre l'action de plusieurs organes est extraordinairement augmentée. Voyons maintenant les indications qui en dérivent. Les vomissemens, les déjections abondantes, les crampes et les mouvemens convulsifs font une si grande consommation de forces, que leur continuation finirait par épuiser bientôt les foyers qui sont des espèces de dépôts. La première chose à faire est donc d'arrêter ou de diminuer cette dépense extraordinaire. On parvient à ce but par les sédatifs, qui agissent comme si matériellement on mettait un bouchon plus ou moins juste dans les pattes des araignées, par où il descend des torrents de forces. C'est ainsi qu'on peut expliquer les cures faites par des quantités plus ou moins grandes d'opium, par l'anti-émétique de Rivière, et le *magisterium wismuthi*. Une fois l'action des organes abdominaux diminuée, ceux-ci envoient avec moins de violence le sang qu'ils contiennent au foie, qui de son côté conserve encore assez de force pour le faire passer par son filtre : dès lors la circulation et les autres fonctions se rétablissent. Ceci doit faire croire quelquefois à la possibilité de cures par une médecine expectante, c'est-à-dire à peu près par les seuls efforts de la nature, quoiqu'on nous ait dit que le choléra abandonné à lui-même est toujours mortel (1).

Dans la *période de chaleur ou de fièvre*, plusieurs fonctions se trouvent altérées ; mais comme tout ce qu'on peut dire à ce sujet correspond aux inflammations en général, il suffit d'indiquer les antiphlogistiques pour donner l'explication des cures obtenues par cette méthode ; par conséquent cette période et toutes les complications qui s'ensuivent,

---

(1) Cette opinion se trouve confirmée par les observations que M. Barbier d'Amiens a publiées postérieurement dans la *Gazette médicale*, n° 37.

doivent être considérées comme des maladies consécutives du choléra. Quant aux toniques et excitans, employés quelquefois avec succès dans cette même période, on en trouvera la raison dans l'impression que le foyer du ventre, et par suite d'autres organes, ont éprouvée dans la première période.

Il faut voir maintenant s'il est possible de donner les mêmes explications par quelque autre moyen connu jusqu'à présent. Celui qui réunit le plus de voix et par lequel on voudrait donner raison de tout, c'est l'*irritation*. Avant tout, faisons-nous une idée bien claire et bien juste de ce qu'on entend par ce mot. Par exemple, le mouvement, l'action ou la force nerveuse des parotides qui produit la sécrétion de la salive, en état de santé, s'appelle *irritation*. Lorsque cette action est augmentée de manière qu'il se forme plus de salive comme il arrive quand on a faim, à la simple vue, par l'odeur ou la saveur d'un mets délicat, on la nomme *irritation*. Cette même force encore augmentée, comme lorsqu'on met un peu de poivre dans la bouche, qu'on prend une prise de tabac, qu'il y ait plus de salive, de mucosités, ou que l'on saigne au nez, prend le nom d'*irritation*. Ce même mouvement, cette même force arrivée à certains degrés et avec des circonstances difficiles à déterminer, au point qu'il se forme dans une partie un travail particulier, une nutrition pathologique, une combinaison *chimico-vitale*, de sorte qu'on puisse y apercevoir un gonflement, un changement de couleur, ou toute autre altération physique, a été appelée *irritation*. Celle-ci porte aussi le nom d'inflammation, ou de phlegmasie; si la partie irritée contient des molécules colorantes de sang, c'est une *inflammation rouge;* si elle n'en contient pas, c'est une *inflammation blanche*. L'on a encore donné le nom d'irritation à beaucoup d'autres choses; mais au fond on a confondu avec l'inflammation toutes les irritations, excepté la première, qui est la *santé*. Cela est si vrai que lorsqu'on entend dire qu'il y a irritation dans un organe quelconque, à l'instant l'idée des antiphlogistiques se présente devant les yeux. C'est pour n'avoir distingué que par des mots des choses réellement si différentes, qu'on est tombé dans un grand nombre de contradictions, et qu'on n'a fait que les augmenter, en se servant du mot d'*irritation asthénique* (qui signifie en même temps augmentation et diminution), pour exprimer l'état d'un organe dont la force nerveuse est diminuée, ou n'arrive pas au degré de *santé*. Quant à l'*irritation nerveuse*, on ne sait pas ce qu'elle signifie, excepté quand on trouve dans les nerfs, ces conducteurs de la vie, une lésion physique, qui n'est alors absolument autre chose qu'une *inflammation blanche*.

Faisons maintenant l'application de l'irritation au choléra. Son attaque brusque, le froid général de tout le corps, la couleur plus ou moins livide de la peau, l'état particulier des traits et de la physionomie, l'oppression et la difficulté de respirer, malgré la régularité des mouvemens mécaniques de la poitrine, l'abondance des vomissemens et des déjections alvines sans bile, les crampes des membres, quelquefois le prompt rétablissement des malades, en un mot, tous les phénomènes qui ont été décrits pages 4 et 13, sont si inexplicables, supposant que la maladie est inflammatoire, que nous serions réduits à dire : nous le voyons ainsi par l'emploi des médicamens, et nous en trouvons des preuves dans les cadavres. Mais, bien *loin que cela soit ainsi*, nous voyons tout le contraire ; car des remèdes qui augmentent évidemment dans d'autres cas les inflammations bien caractérisées obtiennent ici de nombreuses cures, et quant à l'autopsie, on ne devrait pas croire à ce qu'on voit de ses propres yeux.

Arrivé à la troisième période, les choses se présentent au-

trement. Ici presque tout s'accorde avec les notions physiologiques, avec les apparences cadavériques, avec le plan cura-
tif. Néanmoins il est encore impossible dans ce cas-ci d'expliquer par la seule inflammation la couleur plus ou moins noire
de l'estomac, des intestins, de ces mêmes inflammations, des
selles ressemblant à la poix fondue, le typhus et plusieurs
maladies consécutives. Par conséquent on ne peut pas admettre l'irritation seule pour expliquer le choléra.

Malgré tout, il paraît que M. Broussais a trouvé constamment des inflammations dans le tube digestif de tous les indi-
vidus morts du choléra. Je ne doute nullement de ce qu'il a
vu. A cette occasion il ne sera pas tout-à-fait hors de propos
que je dise un mot sur ce célèbre auteur. Avant lui nous ne
possédions que d'excellentes et très-bonnes règles de pratique
pour plusieurs cas en médecine. L'homme était considéré
comme investi par autant d'ennemis distincts qu'il éprouvait
de maladies différentes. Arrive Broussais, et avec un œil pénétrant il découvre que presque toute la grande variété de fièvres,
de pulmonies, de phthisies, de coliques, de diarrhées, etc.,
ne sont qu'une inflammation, c'est-à-dire qu'un même ennemi sous différens déguisemens. Il lui ôte le masque, et le
montre à découvert à tout le monde. Il fait plus, il pénètre
sa tactique, devine ses intentions dans ses attaques, tant mas-
quées que de front ; il le suit pas à pas dans sa marche. Il
prépare en conséquence le plan de défense, et, par ses triom-
phes, il fait voir à tous la droiture de son raisonnement et les
grandes ressources de la nature, même dans des cas qui semblaient entièrement désespérés. Comme peu de fois l'homme
succombe sans qu'on ne trouve chez lui des traces d'inflammation, il finit par se persuader qu'il n'a jamais à faire qu'à
ce seul ennemi. Il forme d'après cela une doctrine, il construit
sur des bases solides un édifice magnifique qui paraît entiè-

rement achevé; il élève la médecine presque au niveau des
sciences exactes. Les talens les plus distingués sont surpris de
de voir jaillir d'un seul principe des torrens de lumière. Mille
cas énigmatiques s'expliquent avec la plus grande facilité, et
l'exercice de la médecine devient simple, rationnel. Mais des
jugemens droits ne tardent pas à apercevoir dans les maladies
des attaques différentes ou opposées. Ils en déduisent que ce
n'est pas un seul ennemi qu'ils ont à combattre : ils opposent
des moyens différens, et les résultats les confirment davantage
dans leur idée. La lecture des auteurs leur fournit des milliers
de faits obtenus de la même manière, et leur démontre l'insuffisance du seul principe de ce célèbre réformateur; ils
se récrient, mais c'est en vain. Enfin le choléra apparaît,
détruisant de nombreuses populations, menaçant des nations
entières. Il s'élève de toutes les parties du globe un cri uni-
versel implorant le secours des médecins. Tandis que ceux-ci
s'agitent pour former un plan de campagne, l'ennemi les sur-
prend et décharge indistinctement sur tous ses terribles coups.
Tout le monde se met en défense : les médecins dirigent leurs
secours suivant le plan que chacun s'était formé d'avance, ou
celui qui lui a paru le meilleur dans le moment, et tous pu-
blient leurs succès et leurs revers. Le fondateur de la doctrine
physiologique redouble d'attention, examine les cadavres avec
un soin scrupuleux, et, trouvant une légère rougeur, une
trace quelconque de son irréconciliable ennemi, Ah ! co-
quin !... s'écrie-t-il, c'est toi, oui, c'est toi... l'auteur de tous
ces désastres ; je te reconnais, voici des preuves irrécusables
de tes hauts faits : en avant, en avant ; par conséquent toujours
avec le même plan de campagne, toujours avec les mêmes
armes, c'est-à-dire toujours les saignées, les sangsues et la diète.

Il ne s'aperçoit pas qu'il agit comme cet homme qui vou-
lant expliquer la chute d'un empire, l'attribuerait à un subal-

terne, intrépide à la vérité, mais qui ne fait que commencer à mettre le pied sur le territoire, tandis que cette conquête est due au chef principal qui, attaquant l'ennemi à l'improviste, a pris d'assaut la capitale, et a planté pour toujours, sur ses ruines, ses étendards victorieux. Fort des services qu'il a rendus à la science, ce savant praticien se met peu en peine de vérifier comment d'autres ont pu obtenir au moins autant de succès que lui par des moyens entièrement opposés aux siens; il demeure plus que jamais convaincu que rien ne pourra désormais résister à ses sangsues et à ses saignées.

D'un autre côté, ne fait-il pas pitié de voir M. Broussais faire sérieusement une question de vie ou de mort dans le choix de *l'eau de guimauve* ou de celle *de camomille* (1), devant un nombreux auditoire, qui fait retentir l'air de ses applaudissemens et de ses cris d'approbation pour une distinction si futile ? N'est-ce pas inspirer une terreur panique à la tourbe des médecins, et les faire trembler en prenant la plume pour écrire une ordonnance, dans la crainte qu'ils vont peut-être tuer leurs malades en leur prescrivant l'*eau chaude* au lieu d'*eau tiède* ?

N'eût-il pas été plus digne de ce savant professeur d'avoir cherché à expliquer les nombreuses cures que d'autres médecins ont faites par des moyens diamétralement opposés à son eau de guimauve ? Ne s'oublie-t-il pas entièrement quand il nous dit que le médecin doit employer un *stimulant*, si le pouls est faible, pourvu que la glace soit là pour calmer l'effet du *stimulant :* que souvent il est obligé d'y renoncer parce qu'il ne peut pas rester *lui-même toujours* auprès des mala-

---

(1) Seconde leçon du docteur Broussais sur le choléra-morbus, à l'article de sa méthode curative.

3

des, et qu'il ne peut confier leur administration à personne (1).
N'est-il pas ridicule qu'il ne fasse mention de l'Allemagne
que pour nous donner à entendre que c'est encore un pays
imbu de préjugés et où l'on n'est pas même parvenu à savoir
comment il faut administrer un peu de glace (2)? Si M. Broussais avait pris la peine de lire l'*extrait des protocoles des séances
tenues par les médecins de Riga, réunis en assemblée générale
lors de l'épidémie du choléra dans cette ville en 1831*, il aurait vu, entre autres bonnes choses, que M. Sivers n'a perdu
que 7 malades sur 120, et que 113 ont été parfaitement guéris, sans qu'ils aient eu ensuite des maladies consécutives,
tout en considérant la maladie dans sa pratique à peu de
chose près comme elle l'est dans cet ouvrage. Il aurait vu éga-
ment que M. Erzdorff Kuppfer, chargé de l'hôpital qui fut
érigé dans la même ville de Riga pour recevoir les ouvriers
et les paysans des environs, employa une dissolution de sel
commun dans 18 cas graves, dont 11 furent couronnés du
succès le plus complet; que M. Mende eut aussi l'occasion
d'observer les bons effets du sel dans deux cas également graves. M. Broussais ne doit pas sans doute ignorer non plus
qu'à Vienne les vomitifs ont eu des résultats si satisfaisans
que beaucoup de médecins les considéraient comme spécifiques
du choléra. Au reste, s'il examine la manière d'écrire et d'exercer la médecine des Huffeland, Horn, Rust, Graefe, Kluge,
Rodolphi, Bartels, et de mille autres de l'école de Berlin, il
pourra se convaincre que les médecins allemands sont à la
hauteur de la science, et que de son sommet ils planent sur
toute la médecine, sans mépriser néanmoins rien de tout ce

---

(1) Seconde leçon du docteur Broussais sur le choléra.

(2) *Idem.*

qui a pu être utile, quelque part que ce soit. Il faut ajouter que les observations faites en Allemagne s'accordent parfaitement avec celles des autres pays. Une note de M. Skalski, publiée dans la *Gazette de Varsovie*, du mois de novembre 1831, prouve les bons effets obtenus en Pologne par les émétiques. A Saint-Pétersbourg, M. Ockell, conseiller d'état au service de Russie, est parvenu à guérir, par le moyen du sel, 15 malades sur 15 violemment attaqués. La lettre qu'il écrit à ce sujet au célèbre docteur Carus est digne d'être lue, et je me propose de la publier tout en entier. Le sel a été employé avec succès à Moscou. Les médecins anglais Searle et Schort ont eu beaucoup à se louer de la dissolution du sel en Asie, où on l'emploie comme *remède domestique*. A Paris même n'obtient-on pas tous les jours de nombreuses cures par *les vomitifs, avec l'opium*, etc. Tout ceci prouve que l'irritation n'est pas la dernière pierre de l'édifice dans la doctrine physiologique. Tous ces différens cas sont autant de Christophe Colomb qui lui crient : « Il n'est pas encore temps que tu poses des colonnes, et puisque tu l'as fait, efface *nec* et laisse *plus ultrà*. » Mais ce savant professeur est sorti de l'amphithéâtre pour aller se jeter sur son fauteuil; et contempler de là les limites qu'il a fixées, tout persuadé qu'elles sont les dernières de la science.

De tout ce que nous venons de dire il faut conclure, 1º que l'irritation de M. Broussais ne suffit pas pour expliquer le choléra, ni plusieurs autres maladies; 2º que l'irritation est fondée sur des bases solides, mais qu'elle n'est qu'une loi secondaire, c'est-à-dire qu'elle est en physiologie pathologique ce que la gravité est à l'attraction dans le système de l'univers; 3º que les cadavres ouverts par M. Broussais montraient que la maladie était arrivée à la troisième période; 4º que plusieurs des malades qu'il a guéris n'avaient point encore d'inflammations nulle part ; 5° qu'il s'est privé volontairement d'un grand nombre de ressources, dont il aurait pu tirer parti pour éviter les maladies consécutives, ce qui est un point de la plus haute importance. Et quoiqu'il ait dit que ses malades demandaient à manger au bout de trois ou quatre jours de traitement, nous ne savons pas ce qui leur est arrivé après leur sortie de l'hôpital. Cependant, en compensation, le *Moniteur* et d'autres papiers publics nous ont appris qu'on a à redouter les suites du choléra, quoique les malades paraissent presque rétablis après les premiers jours des saignées et des sangsues.

L'Académie royale de médecine de Paris a trouvé des raisons assez fortes pour admettre dans le choléra une période nerveuse, outre l'état catarrhal, et dans celui-ci un mode particulier, qu'elle n'a pas pu expliquer. Cette distinction est trop vague, et loin de suffire pour l'explication de tous les phénomènes de la maladie ; la même académie indique comme première période celle qui est réellement la troisième, et elle confond les deux états opposés qu'on observe dans la période nerveuse, et qui exigent des remèdes entièrement opposés.

Quelques-uns ont fait dépendre le choléra d'une lésion de la portion nerveuse spinale ; d'autres ont indiqué nommément le cœur, le foie, le cerveau ; mais l'affection d'un seul de ces organes ne peut fournir que des explications partielles.

Le conseil de santé de Londres n'a fait aucune indication sur la nature du choléra ; cependant il est indispensable d'entrer dans l'examen de son caractère, si l'on veut établir une bonne méthode curative.

Il résulte donc qu'aucun moyen connu jusqu'à ce jour ne peut expliquer les phénomènes du choléra, et beaucoup moins encore les méthodes curatives qui ont eu du succès dans cette maladie ; et puisque ma manière de la considérer

réunit toutes ces circonstances, et en outre fournit des données pour savoir quels sont les remèdes qui conviennent, et
quand il faut les administrer, on peut admettre ce qui suit
comme le résumé et les conséquences de ce qui vient d'être dit.

Le choléra-morbus est une affection particulière du nerf
trisplanchnique ou foyer du ventre : on en aura une idée en
se figurant, comme il a été dit, le nerf comme comprimé
par un poids ; il en résulte la faiblesse d'un grand nombre
d'organes, le gonflement ou engorgement du foie, le défaut
de circulation, le froid général de tout le corps, la couleur
plus ou moins livide, etc.

Le nerf se relève, se refait, en un mot la réaction nerveuse outrepasse les limites de la santé : il s'ensuit des évacuations par les vomissemens et par les selles, l'augmentation de l'engorgement du foie, le même défaut de circulation
et le même froid que dans la période antérieure ; en un mot,
il y a excès de vie dans certaines parties, et extrême faiblesse
dans d'autres.

Il se forme ensuite un point inflammatoire dans un organe
quelconque ; mais ordinairement c'est dans le tube digestif ;
la réaction inflammatoire, arrivée à certain degré, occasione
la fièvre et d'autres affections qui, d'abord, sont nerveuses et
qui peuvent finir ensuite par devenir inflammatoires.

Cette réaction inflammatoire suppose nécessairement que
la circulation s'est effectuée pendant plus ou moins de temps
après l'invasion de la maladie. Mais lorsque le rétablissement
de cette fonction n'a pas été complet, que les poumons et autres organes n'ont pas repris leur vigueur naturelle, il s'ensuit la mauvaise élaboration du sang, la mauvaise nutrition ou
composition chimico - vitale des solides, l'altération des humeurs et la couleur plus ou moins noire ou obscure des inflammations, et les déjections.

Toutes ces périodes ne se forment pas toujours brusquement; elles n'arrivent pas toujours et toutes au plus haut degré d'intensité, et elles ne disparaissent non plus, en général, que progressivement. C'est pourquoi on a observé chez plusieurs cholériques un ensemble de faiblesse et de réactions nerveuses et inflammatoires, dont on n'a pu se rendre raison jusqu'à présent. Maintenant on voit comment il y a eu tant d'opinions contradictoires sur la nature du choléra, et comment des remèdes opposés ont obtenu de grands succès.

Si l'on ajoute à tout ce qui vient d'être dit la considération des maladies antérieures, la différence de sexes, d'âge, de tempérament, d'idiosyncrasies ou dispositions particulières, et d'autres circonstances qu'on doit avoir présentes pour bien juger une maladie, l'on pourra expliquer facilement tous les phénomènes qui se présentent dans le choléra-morbus.

SYMPTÔMES PRÉCURSEURS.

Malaise général, inappétence, sensation particulière et incommode au creux de l'estomac : divers effets qui indiquent un dérangement dans les fonctions des voies digestives, tels que rapports ou éructations inodores, borborygmes ou flatuosités dans les intestins et diarrhée ; des crampes ou de légers mouvemens convulsifs, etc.

PÉRIODE D'EXTINCTION.

Absence de circulation du sang, froid général, couleur livide, et tous les symptômes décrits pages 4 et 5.

PÉRIODE DE SPASME.

Evacuations d'un liquide clair par les vomissemens et par les selles, des crampes ou mouvemens convulsifs, et les symptômes indiqués page 13.

PÉRIODE DE CHALEUR OU DE FIÈVRE.

Les symptômes rapportés page 19.

MOYENS PRÉSERVATIFS.

Nous n'avons aucun préservatif du choléra dans le genre de la vaccine pour la petite-vérole. On ne sait même pas s'il est ou non réellement contagieux ; on peut dire seulement à ce sujet qu'il est indispensable 1º d'admettre une prédisposition de la part de certains sujets, parce qu'autrement tous ceux qui se trouvent dans un pays où règne l'épidémie devraient nécessairement en être attaqués ; 2º de supposer un état particulier dans l'atmosphère, soit qu'on admette ou non la contagion, parce qu'il est d'observation que presque personne n'est exempt de sentir une espèce d'oppression au creux de l'estomac, ou quelqu'autre légère affection. Ce qui ne peut être expliqué dans aucun cas que par quelque variation atmosphérique (1). On peut en dire autant sur son développement.

Dans tous les cas, on doit avoir grand soin de la propreté personnelle et domestique. Le gouvernement a déjà fait publier toutes les instructions qu'on peut désirer à ce sujet. Entr'autres substances le chlore a été recommandé parce qu'il détruit par une combinaison chimique toutes les émanations

---

(1) Parmi les différentes variations de l'atmosphère on doit faire mention de celle qui régna l'année dernière, vers le temps où se laissa voir cette lumière *zodiacale* que la plupart du monde appelait *aurore boréale*, et il y eut même des personnes qui voulurent nous la donner pour une *éclipse*. A cette époque notre péninsule eut tant de malades qu'on peut en porter le nombre, sans exagération, au tiers de ses habitans. Les symptômes qu'on observait dans les maladies sont si identiques avec un grand nombre de ceux du choléra, que plusieurs médecins soutenaient hautement qu'ils traitaient cette maladie.

animales, et qu'on a craint que celles-ci ne contribuassent à la propagation du choléra. Sous ce point de vue, les propriétés particulières du café méritent l'attention des médecins. La *Gazette d'Etat de Prusse*, 1832, n° 61, contient l'annonce d'un petit écrit où l'auteur prouve, par une série d'observations curieuses et surprenantes, la vertu qu'a cette féve de détruire complétement les effluves animales et en partie celles végétales ; de manière que le café peut complétement remplacer le chlore, sans en avoir les inconvéniens. La manière la plus simple de s'en servir consiste à faire chauffer lentement, sur une plaque de fer-blanc, un peu de café vert, séché et pilé. L'odeur en est agréable lorsque le grillage n'est pas poussé trop loin.

Un des meilleurs préservatifs, c'est de ne commettre aucun genre d'excès, et surtout en liqueurs fortes. Les personnes qui se trouvaient dans cette catégorie ont été atteintes les premières et presque toutes mortellement dans le nord, où les hommes sont en général robustes, mais flegmatiques et grands mangeurs, qui par cela même ont besoin de grande quantité de stimulans, tant pour remuer leurs masses, que pour résister à la rigueur presque continuelle du climat. Il est donc clair que les excès doivent faire beaucoup plus de mal à un Espagnol doué d'une sensibilité exquise, d'une imagination vive, d'un tempérament nerveux, et dont la nourriture est une once de chocolat le matin et un dîner peu copieux (1).

Un autre genre d'excès, c'est certainement de manger des

---

(1) Il est constant qu'on fait en Espagne beaucoup d'excès, même en liqueurs fortes : à Barajas, par exemple, à deux lieues de Madrid, village composé de 876 habitans, on consomme 840 bouteilles d'eau-de-vie par mois.

légumes crus, tels que des concombres, des tomates, des ognons, etc. Une partie des indigens s'en nourrissent presque de préférence à tout autre aliment. On doit avoir le plus grand soin d'éviter le froid et l'humidité, surtout la nuit.

Du reste ceux qui suivent un genre de vie raisonnable, par rapport à la nourriture, à l'exercice du corps, au sommeil, aux amusemens, ne doivent pas changer leurs habitudes ; et, tout en évitant les excès de table, l'on doit cependant se garder de s'astreindre à un régime trop sévère, ainsi que beaucoup de personnes l'ont fait à leur détriment.

L'usage de la bière bien fermentée doit être recommandé, surtout dans les fortes chaleur de l'été, parce que c'est une boisson tonique, qui rafraîchit et empêche qu'on boive trop de vin hors des repas, ce qui échauffe sans étancher la soif. L'usage de la bière fera éviter l'abus des glaces, qui causent toutes les années une infinité de coliques et d'inflammations , tant à Madrid que dans les provinces, pour les avoir prises ayant chaud ou étant en sueur.

L'emplâtre de poix (1), recommandé par le prince Loh-

______

(1) Il est de fait que plusieurs genres d'emplâtres obtiennent de bons résultats dans beaucoup de cas, et surtout dans les fièvres intermittentes. On ne peut certainement pas plus attribuer ces succès à l'absorption des molécules de la poix ou autres substances dures, qu'à l'humidité ou petite transpiration qu'on observe sur la partie qui a été couverte. L'explication en sera bien plus satisfaisante, si l'on admet que ces emplâtres ont servi à rétablir des *courans électro-vitaux*. Il en est de même d'un homme qui, par suite d'un refroidissement , par exemple, se trouve, au bout de quelques heures, plein de douleurs, prédisposé à l'attaque du choléra , etc. C'est ainsi qu'on peut expliquer l'exemple, rapporté par M. Pariset, de ces matelots qui furent atteints de la peste, ainsi qu'il l'avait prédit, après s'être baignés la veille dans le Nil. C'est de cette manière

kowitz n'est pas à dédaigner; il n'est pas douteux qu'il ait produit de bons effets dans la Gallicie, où le choléra a régné avec beaucoup de violence.

Le gouvernement de S. M. a pris toutes les mesures de précaution et de salubrité, qui ont été reconnues utiles dans les autres pays. Il a envoyé trois médecins instruits pour observer de près le choléra, et lui proposer tout ce qui peut convenir, eu égard au climat et aux habitudes de notre péninsule. Toutes les autorités s'empressent de seconder les intentions paternelles de S. M., et il n'y a pas de doute que les particuliers n'en fassent autant pour le bien général. De cette manière l'on verrait que le choléra, supposé que nous en fussions atteints, n'est pas de près aussi terrible qu'il le paraît de loin, comme il résulte des observations faites dans les pays où tout le monde a aidé avec empressement les autorités chargées d'exécuter les mesures sanitaires et de procurer l'abondance et la bonne qualité des alimens. C'est ainsi, par exemple, qu'à Riga, ville maritime, très-peuplée en proportion de son étendue, dont les rues sont étroites, les maisons élevées, sur 60,000 habitans, il y eut 4,917 malades, dont 1,913 morts et 3,004 guéris, et dans tout le reste de la Livonie il n'y a eu sur 600,000 habitans que 319 malades, dont 148 morts et 171 guéris.

---

qu'on peut expliquer d'une manière plausible pourquoi le sang tiré des veines et introduit directement dans l'estomac devient chyle avant de redevenir sang, tandis que, *transfusé* ou conduit de la veine d'un individu à celle d'un autre, il reste toujours sang, et fait vivre la personne, comme le prouve parmi d'autres exemples celui, rapporté récemment dans les journaux anglais ; de cette femme qui, se trouvant à la mort par la perte de presque tout son sang, revint à la vie au moyen de la transfusion que l'accoucheur opéra du bras du mari à celui de sa femme.

Il faut encore observer que le choléra règne principalement dans les pays bas et humides, et qu'il semble s'être éteint pour l'Europe en passant à peu près le méridien de Paris et de Vienne. C'est pourquoi nous devons avoir quelque espoir qu'il ne viendra pas en Espagne, et supposé qu'il en fût autrement, il y a quelque probabilité que Madrid en sera exempt; ce qui doit nous le faire présumer, c'est son élévation de 2,400 pieds (1) au-dessus de la mer ; sa situation aux pieds des montagnes, sur une rivière peu abondante, et l'absence d'eaux stagnantes dans les environs, à l'exception cependant de celles du canal, et que l'on doit, dit-on, dessécher.

TRAITEMENT.

Les *symptômes précurseurs* sont comme une espèce d'avis que les avant-postes donnent pour avertir que l'ennemi attaque.

Nous avons vu que presque personne n'est exempt d'éprouver une oppression au creux de l'estomac, ou quelque autre légère affection. On prendra pour cela tous les soirs une tasse d'une infusion de menthe poivrée.

Le symptôme précurseur qui se présente le plus fréquemment, c'est la diarrhée, qui dure un, deux ou plusieurs jours. A cette époque, il est facile d'empêcher que le mal ne fasse plus de progrès. Dès que l'on se sent indisposé, il faut se mettre au lit, et tâcher de favoriser la transpiration, en buvant une infusion de sureau, de thé, de camomille, de menthe poivrée, de sauge; on y ajoutera une dizaine de gouttes d'opium, s'il y a crampes; les bains de vapeurs et même les bains ordinaires conviennent.

-----

(1) Les 2,400 pieds castillans font 2,066 pieds 8 pouces français.

Les symptômes précurseurs, arrivés à certain degré, et lors-qu'ils sont en certain nombre, constituent ce qu'on appelle la *cholérine*, qui, par conséquent, n'est que le commencement plus ou moins développé de l'attaque. Dans celle-ci, on ad-ministrera immédiatement un vomitif, excepté néanmoins dans le cas où il y aurait quelque indication particulière de la part du malade, à cause de son tempérament ou toute autre chose, par exemple qu'il fût extrêmement sanguin ou plétho-rique; alors la saignée devrait précéder tout autre remède.

D'après beaucoup de médecins, l'ipécacuanha mérite la préférence sur tous les autres vomitifs. Cependant je dois rap-porter la note publiée dans la *Gazette de Varsovie*, dont il a été question. « Lorsque, cette année-ci, dit M. Skulski, j'eus
» à traiter le choléra dans la ville d'Opatowek, j'employai
» d'abord les remèdes publiés par la voie de l'impression;
» mais, ayant remarqué que l'application de ces remèdes ren-
» contrait plus ou moins de difficultés, qu'on ne pouvait pas
» se les procurer assez vite, et que l'effet n'en était pas tou-
» jours satisfaisant, j'eus recours à un remède d'une applica-
» tion facile et d'un succès infailllible. Il consiste dans des pi-
» lules composées ainsi qu'il suit :

℞ Tartari stibiati sublimati subtilissime pulverisati.
Opii thebaïci. ana dr. j.
Gum. res. assæ-fœtidæ gr. x.
M. f. s. a. pilulæ 6o.

« A des jeunes gens de 12 à 20 ans, on donne une pi-
» lule, dans de l'eau ou dans du vin; aux personnes plus
» âgées une et demie ou deux; on fait boire sur le médicament
» un peu de vin rouge. J'ai fait dans ma pratique l'expérience
» que ce remède produisait les effets les plus salutaires, non

» seulement chez les malades qui se trouvaient dans la pre-
» mière période du choléra , mais encore chez ceux dont les
» membres, mains, pieds et paupières étaient déjà couverts de
» la pâleur de la mort. La portion indiquée ne revient qu'à
» 4 florins , environ 2 1/2 francs, et suffit pour sauver
» 40 personnes atteintes du choléra. »

Après les émétiques , on emploiera les autres remèdes dont il a été parlé, si le malade n'est pas entièrement rétabli.

La *période d'extinction* est le plus haut degré de l'attaque. On a ici à remplir trois indications qui sont : 1° augmenter la chaleur; 2° rétablir la circulation; 3° exciter le foyer du ventre ou grand sympathique. Quant à la respiration et à l'élaboration du sang, il n'y a rien à faire directement.

1re *Indication*. On emploiera tous les moyens capables de communiquer au malade de la chaleur artificielle, afin de soutenir ou d'augmenter celle qu'il perd avec une rapidité étonnante; tels sont des sachets de sable chaud, des bouteilles d'eau chaude, des bains chauds, des bains de vapeur, des bains de chaleur sèche, etc.

2e *Indication*. Des sangsues ou des ventouses scarifiées à la région hépatique devront être employées comme moyen physique pour dégorger le foie, dont l'empâtement ou dilation doit être vaincue, afin de rétablir la circulation.

3e *Indication*. Les vomitifs occupent ici le premier rang. Parmi eux il en est un qui doit être recommandé particulièrement, afin que les médecins en observent les effets, parce qu'il est plus facile qu'aucun autre à administer, qu'il est à la portée de tout le monde, d'un avantage inappréciable, surtout pour les pauvres et les habitans des villages isolés, et enfin parce qu'il paraît jouir d'une vertu spéciale dans

le choléra : je veux parler du sel de cuisine. A l'appui de
cette proposition, je dois rapporter ce que M. Ockell dit entre autres choses à M. Carus, dans la lettre dont j'ai déjà
parlé : « Parmi une foule de moyens et de méthodes employés
» ici (St-Pétersbourg), la plupart ne produisaient que fort
» peu ou point d'effet, et l'on passait d'un remède à un au-
» tre... Enfin arrive aussi le tour du sel de cuisine, dont la
» grande efficacité était prônée de plus en plus. Dans la ma-
» tinée du 11 juillet, lorsque précisément je me trouvais pré-
» sent à l'hôpital, on y transporta un individu atteint d'un
» accès de choléra des plus violens, tels qu'on n'avait pas eu
» occasion d'en observer, si ce n'est au commencement de
» l'épidémie. On lui administra chaque heure une cuillerée
» d'une dissolution de sel (deux cuillerées de sel dans un
» verre d'eau tiède). Dès la première cuillerée il commença
» à vomir une si grande quantité de bile, qu'au bout d'une
» heure et demie environ, toute une cuvette en était remplie.
» Quel fut mon étonnement quand je revis cet homme qui
» était une heure avant moribond, froid comme du marbre,
» bleu, sans pouls, etc., etc., et maintenant les traits hypo-
» cratiques avaient disparu ; l'œil était ressorti du fond de son
» orbite et avait repris son lustre ; la couleur des extrémités
» naturelle ; une sueur chaude ; le pouls mou et plein, comme
» celui d'un homme qui sort d'un bain chaud. « Je me trouve
» bien, dit-il, vous me renverrez demain, n'est-ce pas,
» monsieur? » Le soir je le trouvai tout-à-fait bien portant.
» Je le retins néanmoins encore pour l'observer, et je le ren-
» voyai le troisième jour, parfaitement rétabli, après avoir eu
» plusieurs selles bilieuses... J'eus encore à traiter 15 ma-
» lades attaqués à peu près de la même manière, je donnai
» ordre de leur administrer le sel ; tous vomirent beaucoup
» de bile, et presque dans l'instant même tous les symptômes

» se calmèrent. Ceux qui eurent des selles bilieuses, outre les
» vomissemens, se trouvaient guéris le troisième jour sans
» avoir eu à la suite de maladie consécutive ; et les autres
» tardèrent à se rétablir jusqu'au cinquième jour. Deux d'en-
» tre eux furent atteints d'affections cérébrales, et en mou-
» rurent probablement parce qu'ils avaient été transportés
» trop tard à l'hôpital (1). On faisait prendre à tous les ma-
» lades un bain chaud en entrant à l'hôpital. »

Les observations et les expériences sur le choléra, publiées
par les médecins de Riga, sont aussi sous ce rapport fort in-
téressantes et dignes d'attention. Lorsque le sel causait de
l'ardeur dans l'estomac, ils faisaient prendre un peu d'huile,
ou cinq à six onces de lait qu'on venait de traire.

On doit employer dans cette période, toujours avec l'in-
tention de ranimer les nerfs, les stimulans externes et internes, tels que des frictions sèches ou avec de l'eau-de-vie qui
contienne du camphre, du piment ; des sinapismes, etc. ;
l'oxygène, l'éther, l'ammoniaque, le chlore (la vapeur du
café aussi peut-être), l'assa fœtida, la térébenthine, la menthe
poivrée, quelques gouttes d'huile essentielle de camomille,
du cajéput, etc.

Dans la *période de spasme*, on observe : 1º une trop forte
réaction du nerf ganglionaire au foyer du ventre ; 2º l'obstruction du foie, d'où il résulte le défaut de circulation, le
froid général et la difficulté de respirer. Par conséquent les
indications qui en dérivent, sont 1º de calmer cette réaction
trop forte, c'est-à-dire les évacuations par haut et par bas,

––––––––––––

(1) Je crois au contraire que c'était parce que chez ces cholériques
la maladie était arrivée à la troisième période, et que par conséquent
les vomitifs ne convenaient plus.

les crampes ou les mouvemens convulsifs; 2° de rétablir la circulation; 3° d'augmenter la chaleur.

L'on satisfait à la première indication par l'opium, le *magisterium wismuthi*, et l'anti-émétique de Rivière. Ces deux derniers remèdes doivent avoir la préférence, parce que leur effet ne se fait pas sentir jusqu'au cerveau. Le laudanum est la préparation la plus usitée de l'opium; on l'administre depuis dix jusqu'à cent gouttes, et plus, suivant que le médecin le juge nécessaire. Il paraît que la glace, appliquée sur toute la région de l'épine du dos et sur le ventre, est un puissant calmant.

Le premier but atteint, on agira pour les autres indications comme dans la première période, c'est-à-dire qu'on fera usage des sangsues ou des ventouses scarifiées vers la région du foie, pour en diminuer le gonflement; de la chaleur artificielle pour augmenter la chaleur naturelle qui disparaît; et des vomitifs pour ranimer les nerfs et rétablir la circulation. On ne doit pas balancer à employer ces derniers médicamens, même avec les vomissemens du fluide clair, pourvu néanmoins qu'ils ne soient pas extrêmement forts.

Après qu'on aura obtenu des vomissemens bilieux, on pourra se servir du calomel, de la rhubarbe, etc., seuls ou avec un peu d'opium. Au reste les indications données, le médecin pourra facilement modifier son traitement, suivant la prédominance des symptômes de l'une ou de l'autre période.

Période de chaleur ou de fièvre. Les antiphlogistiques et les boissons fraîches en petite quantité sont recommandées ici. Il ne faudra cependant pas oublier la lésion que le foyer du ventre, et par suite les autres organes et le sang ont pu éprouver dans la première période, afin de ne pas abuser des débilitans, et de ne pas se priver entièrement des ressources qu'on peut trouver dans plusieurs des moyens employés précédemment avec avantage. Après avoir fait cette indication, il suffit de dire que tout le reste rentre dans les lois générales des phlegmasies.

La convalescence, après la première et la seconde période, est rapide, mais après la troisième, si elle a été violente, elle est extrêmement longue, ou, pour mieux dire, il ne reste de vie au convalescent que pour végéter, tel que ces arbres qui, rongés par une vieillesse prématurée, ne conservent de force que pour pousser encore quelques feuilles pendant un petit nombre de printemps. Par conséquent tous nos efforts doivent tendre à arrêter la marche de la maladie, et à empêcher la formation des points inflammatoires et leurs suites.

Il résulte de tout ce qui a été dit que j'ai indiqué le siége du mal, sa nature et son traitement, et qu'en outre le principe que j'ai posé peut éclairer plusieurs questions encore obscures en physiologie, en pathologie et en thérapie. On peut donc avancer que si le choléra cause de grands maux, en compensation il aura au moins contribué aux progrès de la science. Le lecteur jugera si mon raisonnement et mes conclusions sont justes, et si mes efforts ont répondu à mes désirs.